协和胸外科典范临床病案

徐乐天　主编

 中国协和医科大学出版社

图书在版编目（CIP）数据

协和胸外科典范临床病案/徐乐天主编．—北京：中国协和医科大学出版社，2017.7

ISBN 978-7-5679-0854-3

Ⅰ．①协…　Ⅱ．①徐…　Ⅲ．①胸腔外科学－病案　Ⅳ．① R655

中国版本图书馆 CIP 数据核字（2017）第 152555 号

协和胸外科典范临床病案

主　编	徐乐天	
责任编辑	许进力	

出版发行　**中国协和医科大学出版社**

（北京东单三条九号　邮编 100730　电话 65260431）

网　址	www.pumcp.com
经　销	新华书店总店北京发行所
印　刷	中煤（北京）印务有限公司

开　本	889×1194　1/16 开
印　张	5.75
字　数	185 千字
版　次	2017 年 7 月第 1 版
印　次	2017 年 7 月第 1 次印刷
定　价	78.00 元

ISBN 978-7-5679-0854-3

（凡购本书，如有缺页、倒页、脱页及其他质量问题，由本社发行部调换）

前　言

我在协和医院工作期间曾点滴积累了约 300 张幻灯片 – 临床影像资料，当时视为珍宝爱不释手。进入 90 岁以后，面对这些材料心想，如果将来有一天它们和我一样化为灰烬，那可是痛心惋惜啊！那也辜负了为它们付出过辛勤劳动的人们啊！想到此时我下决心用晚霞之光对这些旧式幻灯片逐一筛选，加以注解，并择优将之转换成现代数码形式存入电脑。最终形成了今天的这个百余张图形 20 多个病种的 ppt 材料，虽然有些简朴，确是我的一点心血！

如果此材料能付印正式出版，对临床同道或能有评阅参考价值，对青年同道或有开阔眼界、拓展思路之效果，我将为之幸甚！

最后我要向在那流金岁月年代和我一起辛勤工作的放射科、病理科、胸内外科的同道们致谢！

我要向多年来指导我工作的黄家驷恩师致敬！

我还要以此微薄的成果向百年协和献礼！

92 岁徐乐天敬书，2017 年 2 月

目　录

一、支气管断裂

1-1

患者　黄××　男，48岁，汽车场工人。

病案号 -A-691××

病情简介：当患者站在卡车尾部与一面墙之间时，卡车正在倒车，患者胸部受压伤。患者大叫一声后晕倒。经抢救，患者喊胸痛，呼吸困难，咳少量血痰。经吸氧，输液等处理后恢复。4个月后来院。

1968年6月　X线胸相显示左肺不张，纵隔左移，左膈上升（右图）。

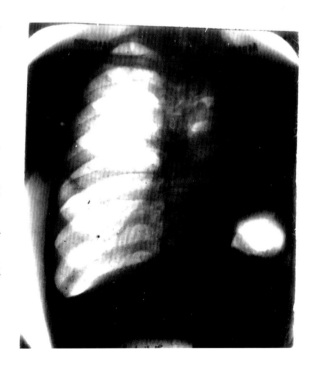

1-2

同上患者，1968年6月支气管碘油造影，显示左主支气管于距隆突约2cm处梗阻，断端整齐，光滑。

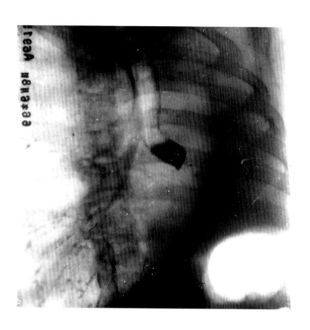

1-3

同上患者，经手术将左主支气管两断端重新吻合，一个月后的X线胸相显示，左肺已有部分复张。纵隔已稍有回移，左膈位置仍高。

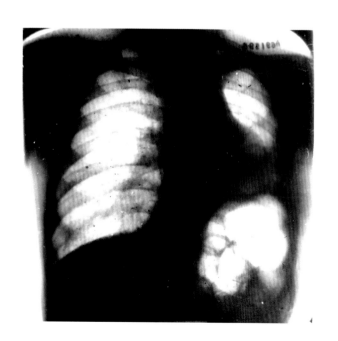

2-1

患者　史宝×，女，15岁，学生。

病案号 -C 839××

病情简介：在一次农村马车事故中，马车经患者的胸部碾过。使人惊奇的是患者除左胸有轻微肋骨骨折外，没有其他重要外伤。一年后来诊。

1973 年 8 月 X 线胸相显示左肺不张，纵隔轻度向左移位，左膈轻度向上移位。

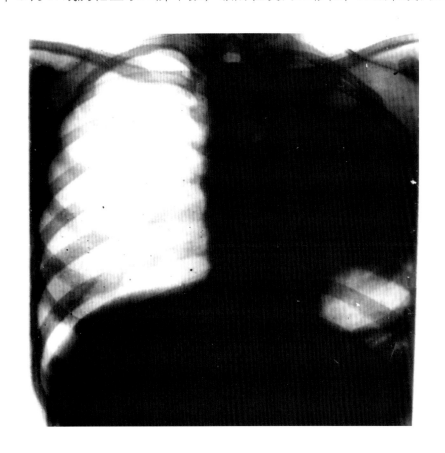

2-2

患者　1978 年 8 月 X 线支气管碘油造影显示（见下页图）：右主支气管通畅，左主支气管于距隆突稍远处梗阻，断端整齐光滑。

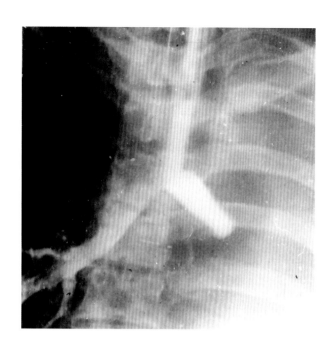

2-3

患者，于1973年8月经手术将断裂的左主支气管两断端重新吻合，手术后一个月患者胸相（见下图）显示，左肺已部分复张。

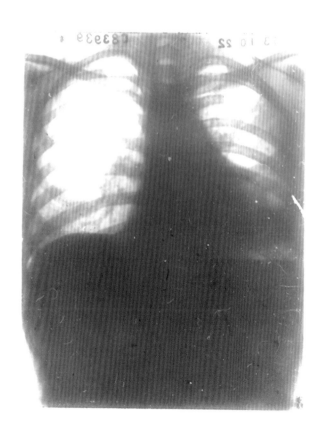

2-4

患者，经诊断为外伤性左主支气管断裂，伤后一年。1973年8月经手术重新吻合断裂的左主支气管。

手术后一年随诊胸相（见下图）显示左肺已明显复张。

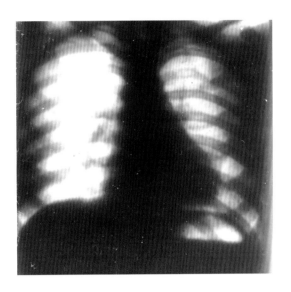

2-5

患者，手术后5年，即1978年3月随诊，行支气管碘油造影（见下图）显示左主支气管通畅良好。

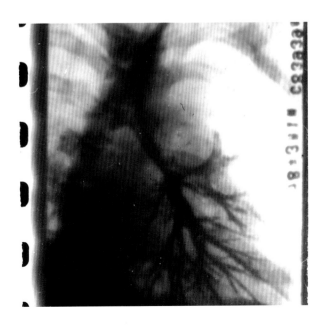

3-1

患者　翟凤××，女，18岁，农民。

病案号 C-1427××

病情简介：当患者站在疾驶的拖拉机上时，因拖拉机急转弯，患者被摔下，胸部着地。经急救后恢复，一年后来院。

1978 年 6 月 住院后检查：

X 线胸像报告左侧肺不张。

X 线支气管碘油造影示（见下图）：

左侧主支气管梗阻，

右侧主支气管狭窄。

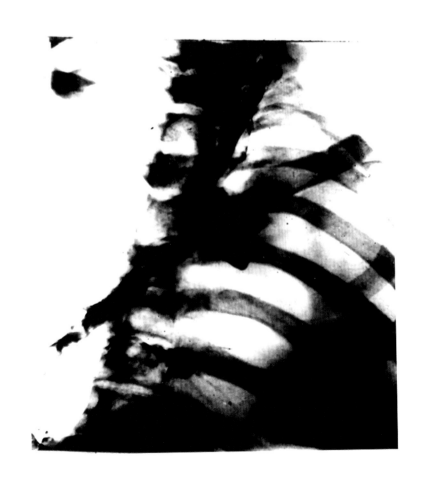

3-2

1978-6-7 经手术将断裂的左主支气管吻合后左肺复张（见下图）。

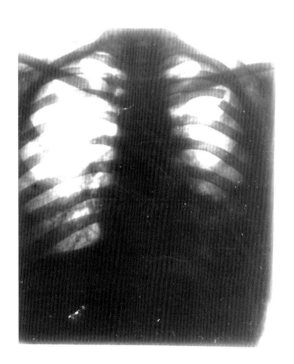

3-3

患者一年后随诊胸像，左肺复张有改善（见下图）。

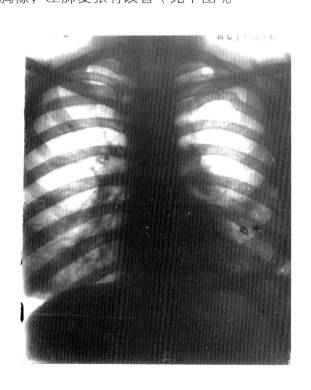

3-4

患者，手术后一年随诊。

两侧支气管碘油造影显示（见下图）：

经手术吻合的左主支气管通畅，

未手术的右主支气管狭窄仍存在。

经征求患者意见，患者已满意于目前状态，不愿再进行右侧支气管狭窄的手术。

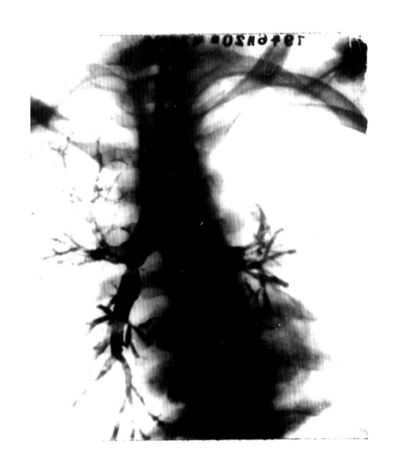

4-1

患者黄培×，男，17岁学生

病情简介：当患者7岁时，一次在海边游玩，不慎被小游船扣压在沙滩。被人救出后，随即恢复。平素尚健康。

1979年7月，即受伤后10年来院检查（见下页图），发现有右肺不张和右胸塌扁畸形。

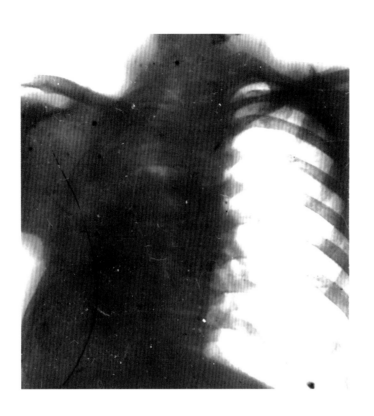

4-2

　　患者 1979 年 7 月支气管碘油造影（见下图）显示左侧支气管通畅，右侧主支气管于接隆突根部阻断。

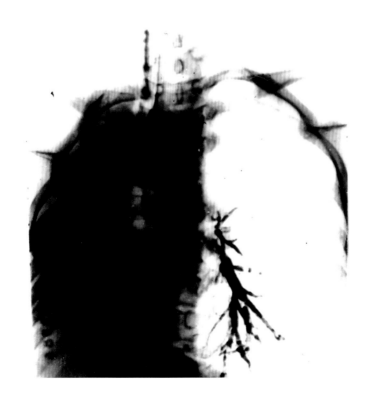

4–3

患者于 1979 年 9 月手术时发现右主支气管从结合隆突根部断裂，吻合后将增加支气管吻合口所受的张力。右侧胸腔因肺不张的时间过久而变小，因此不利于术后肺的复张。

此患者经手术吻合后，右主支气管与隆突部吻合口愈合良好。手术后一个月胸相显示右侧肺已有部分复张（见下图）。

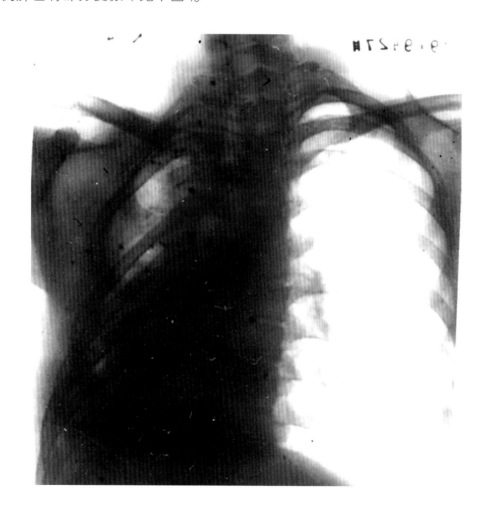

4–4

同上患者经手术吻合断裂的右主支气管后一年随诊，胸相（见下页图）显示：右肺在狭窄的右侧胸腔内已明显复张。

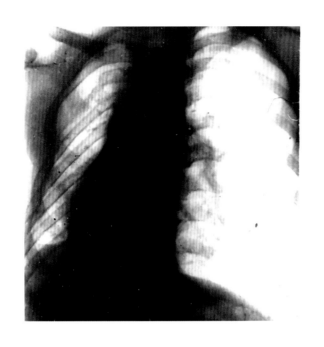

5-1

患者　恭询×，男，48岁，职员。

病情简介：1970年8月在一次车祸时，患者摔倒，胸部着地。急诊检查，诉胸痛，咳少量血痰。胸相如下图显示：右侧气胸并有少量胸液。经住院对症处理观察，一周后气胸吸收，恢复出院。

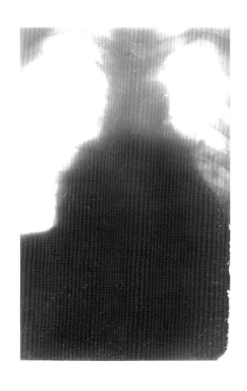

5-2

患者，伤后一个月来院随诊检查，胸相发现有右下肺不张。因无何不适，患者不愿做进一步处理。

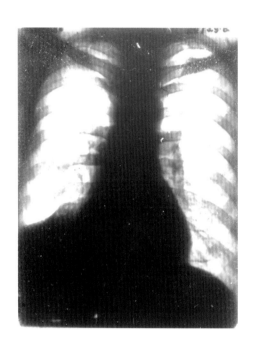

5-3

患者，伤后一年来院随诊复查，胸相显示仍有右下肺不张。经支气管碘油造影显示（见右图）有右中下叶支气管狭窄，导致中下叶肺不张。

患者自觉无明显感觉，也无慢性炎性症状，故不愿接受手术切除此不张的中下叶肺，随诊观察。

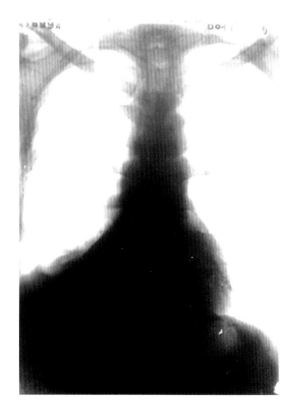

二、纵隔肿瘤

1—1

患者　任长×，女，20岁。担土民工。

病情简介：患者身体平素健康。1963年9月新婚之夜，因胸部受压，患者大叫一声后昏迷。急诊从冀东某县拦截火车送来本院。急诊室检查有心跳，量不到血压。

1963年9月　本院急诊X线胸相显示（见右图）前胸两侧巨大阴影，心包穿刺抽出米黄色浑浊液体。院内专家紧急会诊后，认为最有可能是：胸内巨大畸胎囊肿，破入心包，致心包填塞 – 长时间休克。

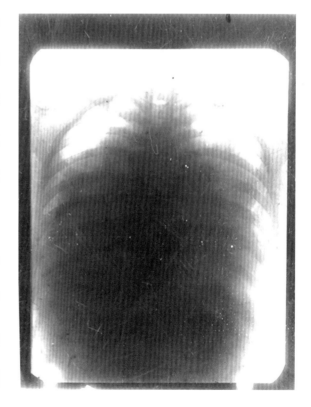

急诊手术，低温麻醉，气管插管，双乳下横切口，经第四肋间双侧开胸，切除畸胎囊肿，引流心包。惋惜，术后患者未苏醒而死亡。

1-2

上页图片是患者的后前位 X 线胸相,下图片是患者左侧位胸相。两者显示:患者两侧前下胸充满阴影。病史奇特诊断需结合临床考虑。

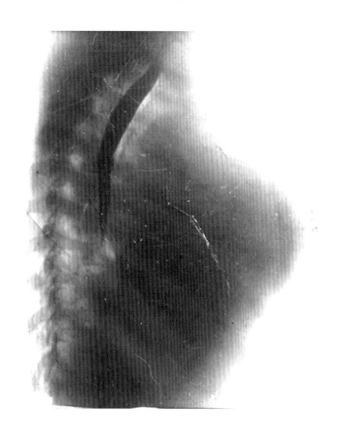

2-1

患者　鲍凤×,女,36 岁,农村妇女。

病案号:C-160××,A-954××

病请简介:1967 年 9 月因流产来院,X 线胸相(下页图片)诊断为前下胸两侧巨大纵隔畸胎囊肿。1967-10-26 手术时,因患者不能平卧,手术前半坐位先行左侧囊肿穿刺,减压,放出囊内液体约 1000ml。然后平卧气管插管进行麻醉。左后外侧切口,切除左侧囊肿,右侧囊肿置管引流。两侧囊肿及囊液重量超过 5000g。

术后恢复健康,出院后有两次正常分娩。左胸手术后两年,来门诊,在门诊手术切除胸前引流的窦道（见下页图片），痊愈回乡。

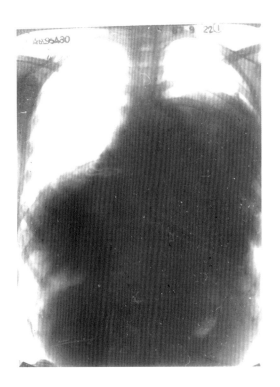

2-2

这两张图片是上页患者的手术前胸相，X线诊断为两侧前下胸巨大纵隔畸胎囊肿。

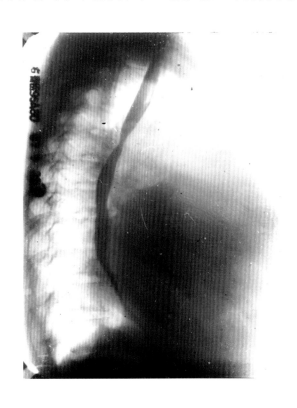

2-3

患者，经手术切除左侧囊肿并对右侧囊肿置管引流后两年，患者来院复查，行窦道造影，如下图显示囊肿已萎缩成很小窦道。行门诊局麻手术切除，痊愈后回乡。

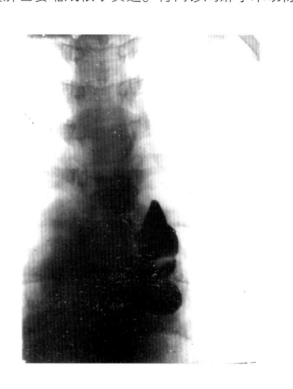

2-4

患者，1973-1-23，即于第二次门诊手术后四年再来院，随诊胸相如右图所示，两肺膨胀良好。

注：以上病例等在中国医学科学院学报，2：117-120，1980.有过报告。

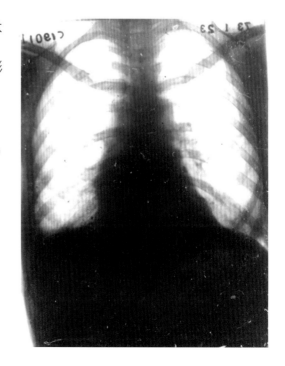

3-1，3-2

患者　吴顺×，男，33岁，技术员。

病案号：11976××

病情简介：胸痛不适，1963-5-5 X线胸相发现胸内两侧有阴影，性质待诊。

1963-6-6分期，左后外第六肋间切口，及右前第四肋间切口，手术切除两侧畸胎囊

肿。（病理报告：S-2091××）

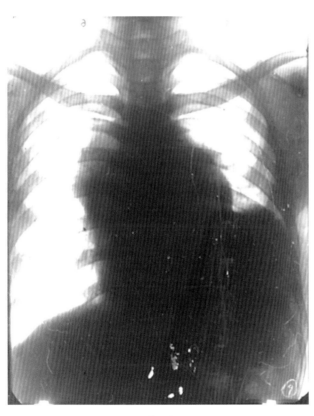 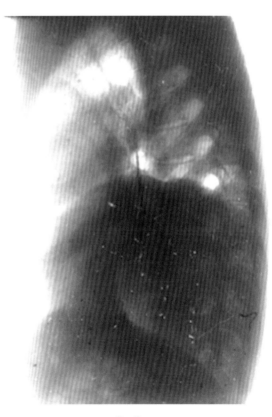

3-1　　　　　　　　　　　　　　　3-2

4-1，4-2

患者　彭振×，男，58岁。

1965年7月因右下胸不适，查体，发现右下胸后部阴影来院。如下页两图示阴影

贴近右后下胸壁。

手术前诊断：右后下胸壁肿物性质待诊。

手术分期进行，右胸后外侧第七肋间及右腹肋缘下腹部切口，手术切除右隔上下的肿物。病理报告：畸胎瘤。

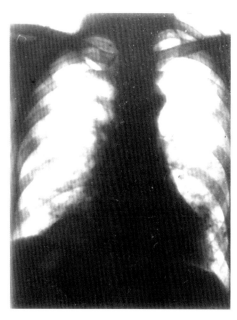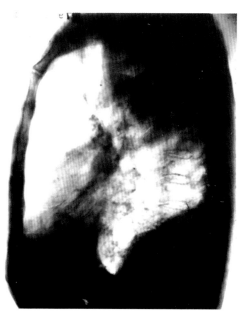

5-1

患者　王淑×，女，45 岁。

病案号：12616××

病情简介：1964-6-10 左前胸第四肋间切口，切除畸胎瘤，如下图所示。

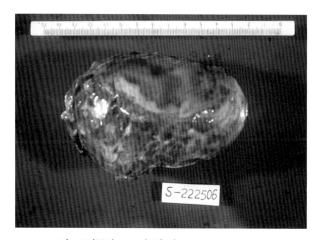

病理报告：畸胎瘤 S-2225××

5-2

患者，分期腹部手术切除左卵巢

畸胎瘤，如下图所示。

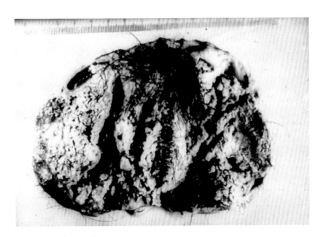

同一患者有纵隔和卵巢畸胎瘤

三、胸腺肿瘤

1-1

患者　陈景×，男，39岁，教师。

病情简介：患者有严重呼吸型重症肌无力症状 11 年，1965 年住院时身体已瘦弱，扁平胸，使用大剂量的新斯的明药物。患者和医者都有明显的侥幸心理，对协和的铁肺也抱有一点希望。患者经左前胸第四肋间切口顺利完成结节状、实质性胸腺瘤切除术，术后使用铁桶式负压呼吸器，长达七日夜，痛惜未能恢复患者的自主呼吸，患者死于呼吸衰竭。

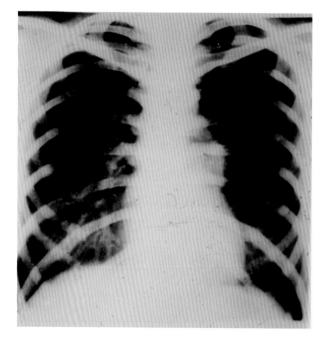

1-2

病理报告：胸腺瘤。

上页图胸相示左侧心腰处胸腺瘤阴影。下图示切除的肿瘤标本。

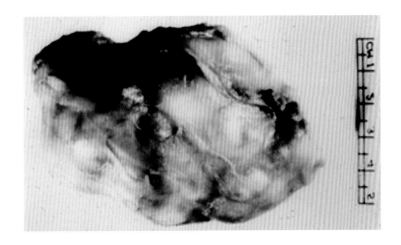

2-1

患者　王子×，男，39岁。

病案号：1242××

病理报告：胸腺癌，S-2186××1964-3-11手术切除标本。

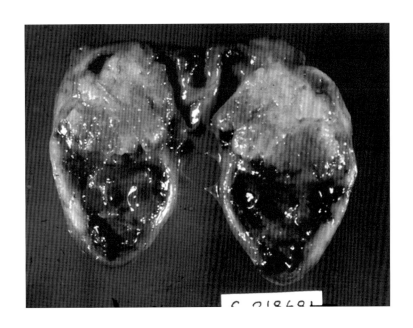

3-1

患者　商志×，女，35岁。

病理报告：手术切除后诊断：临床 – 病理良性胸腺瘤。S-3065××

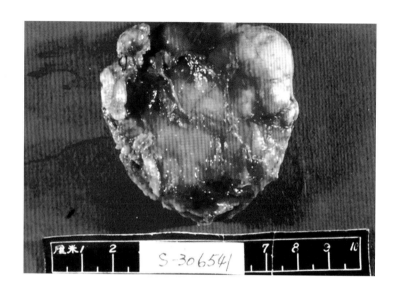

4-1

患者　范元×，女，30岁。

病案号：11389××

查体 X 线胸相报告可能有胸腺瘤。

1962-4-9 手术切除病理报告为胸腺囊肿（见下图）。

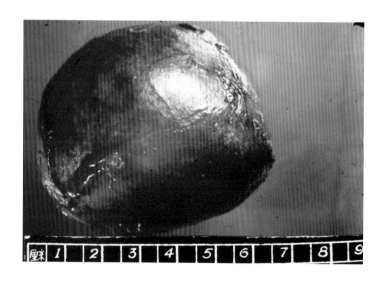

5-1

患者　靳小×，女，18岁。

病案号 -C-764××

眼肌型重症肌无力，胸相示胸腺稍大，1964年手术切除病理报告为胸腺增生。S-3024××（见下图）。

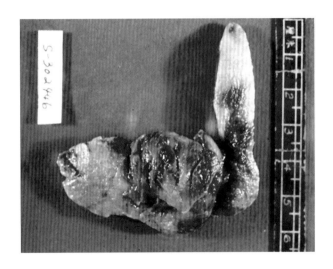

6-1

患者　刘桂×，女，25岁。

病案号：C-1715××

病情简介：一年来有轻度眼肌型重症肌无力症状，1965年局麻下经颈部横切口，手术切除两侧正常的胸腺。病理报告：正常胸腺，有胸腺组织增生（见右图）。

手术后患者自觉眼肌症状好转。

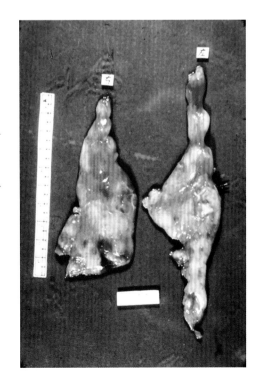

6-2

图 -1 患者平仰卧，颈下垫枕。局部麻醉后，在胸骨柄上窝处做水平切口，约 6 ～ 7cm。

图 -2 助手用拉钩上下牵开皮肤和皮下组织，显出颈前纵行肌层。沿中线向两侧分开肌层，显露出气管。

图 -3 令患者鼓气，可以看到胸骨上窝处的胸腺上极。

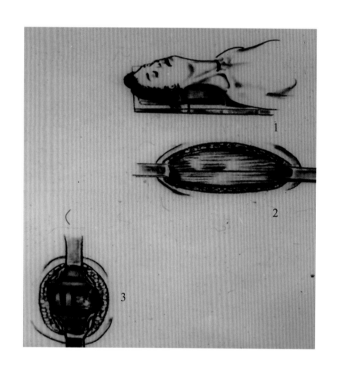

6-3

图 -4 助手将拉钩深向胸骨柄后，使胸腺上极更多显露。

图 -5 本例胸腺是左右分离不相连的，先分离哪一侧视情况而定。图示先牵出右侧。

图 -6 本例胸腺是分为两侧的，边牵拉边分离牵出右侧腺体后，左侧腺体同法分离。

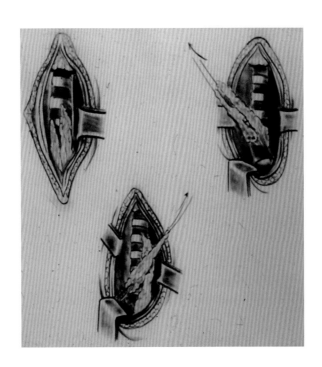

7-1，7-2

患者某某，女，47岁，干部。

患者有重症肌无力一年，第一张X线胸相示左心缘主动脉弓水平，有弧形钙化影。

第二张X线前上纵隔断层相清楚显示有钙化的圆形肿物影。

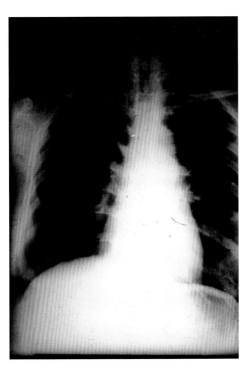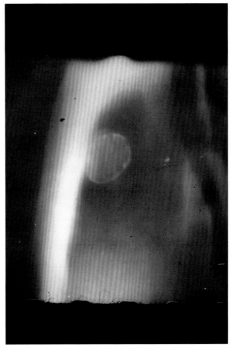

7-3

同上患者1979年6月经左前胸第四肋间切口切除肿物，病理报告为胸腺瘤有钙化。

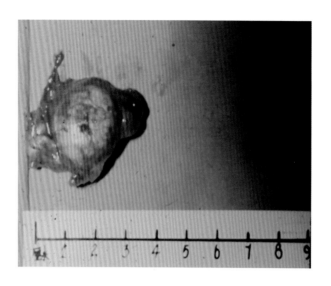

8-1

患者　李俊×，女，50岁。

病案号：C-1475××

因单纯红细胞再障住院X线胸相发现右心缘阴影。

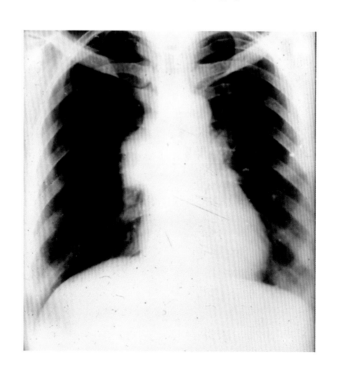

8-2

患者右前上纵隔有圆形阴影。

临床诊断：胸腺瘤伴单纯红细胞再障

1979 年 9 月手术切除肿物，病理报告为胸腺瘤。术后贫血好转。

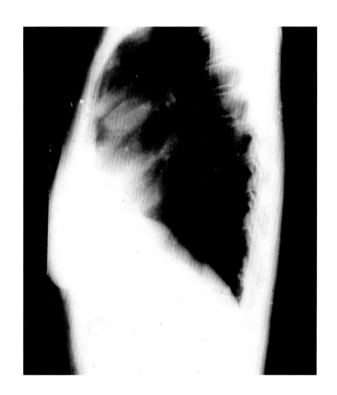

8-3

患者手术切除胸腺瘤前的血涂片，可见多数不成熟有核红细胞。

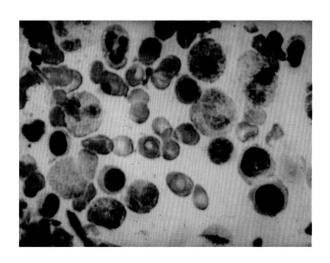

8-4

患者手术切除胸腺瘤后显示正常的血图片。

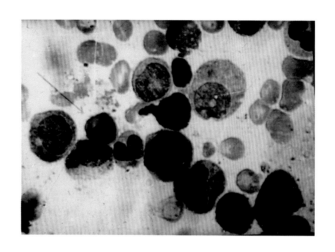

9-1

患者　程怀×，女，18岁。

病案号：12312××

病情简介：1964年4月住院患者一月来低热，不适，月经期不规则，偏少。血相检查血色素偏低。

X线胸相（见右图）显示左心缘阴影。各科会诊检查，除胸腺瘤诊断外无其他异常发现。1964年5月手术切除左胸内肿物，术后低热等临床症状消失，健康出院，出院诊断：胸腺炎术后。

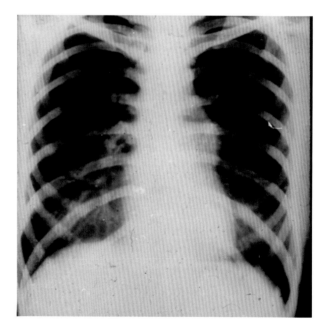

9-2

下图是切除肿物的病理诊断：

胸腺炎 S-689××

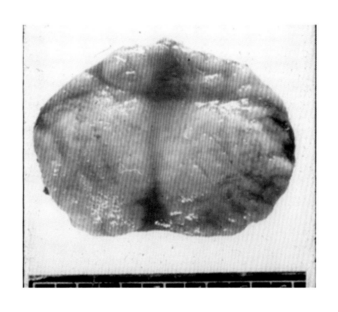

10-1

患者　冯国×，女，25岁。

病案号：1161××

病情简介：1977年5月查体发现，X线胸相及断层相纵隔处两侧有阴影，性质待诊（见右图）。

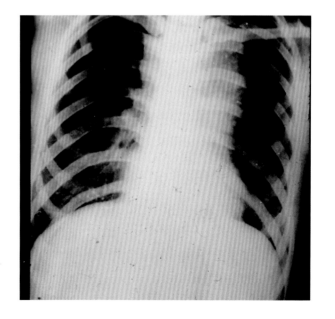

1977年5月经左后外侧切口开胸，证实为淋巴管-血管性肿瘤，手术切除，但肿瘤侵润部分难以完全切除。手术后患者恢复顺利，但左胸腔持续有渗液，多次穿刺后稳定。

10-2

患者的切除标本，病理报告：纵隔淋巴管 – 血管瘤。

S–3263××

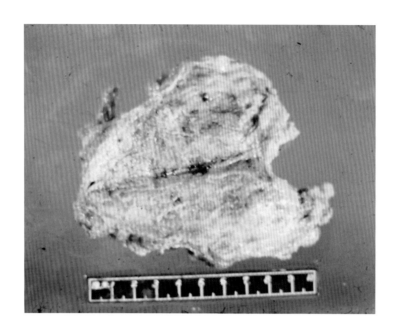

10-3

患者手术切除的标本。病理报告：纵隔淋巴管 – 血管瘤，血管钳示较大的淋巴管及血管。

S–3263××

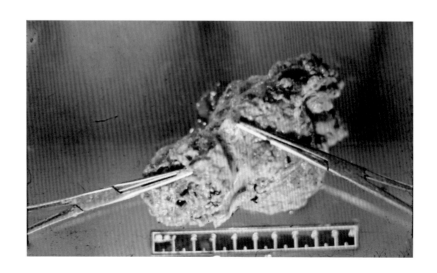

10–4

患者纵隔手术后，曾因腹部肿块而行腹部手术，切除肿大的脾脏，病理报告为脾淋巴管瘤，图示剖开的切除标本。

S–3263××

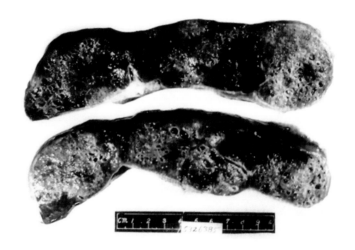

11–1

患者　刘汉×，男，39岁。

1977年查体X线胸相发现左心缘阴影，前上纵隔断层相（11–2）清楚显示有阴影。

住院检查，左锁骨上淋巴结肿大，血相有浆细胞增多。

经左后外侧切口开胸，手术切除左上纵隔处巨大淋巴结。手术后顺利恢复出院，出院时左锁骨上肿大的淋巴结已消失，血图片血相也恢复正常。

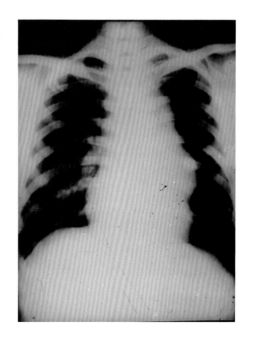

11-2

患者 X 线前上纵隔断层相，显示圆形阴影。

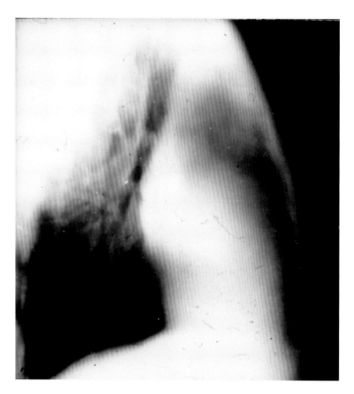

11-3

患者的标本相显示从左前上纵隔切除的巨大的淋巴结（ S-3408×× ）。

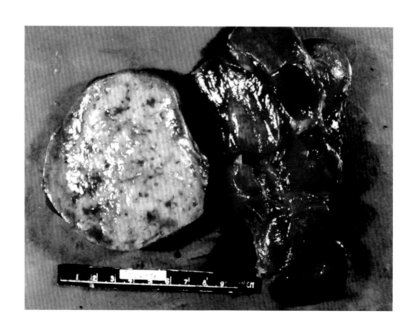

11-4

患者手术切除纵隔肿大淋巴结前的血涂片，可见增多的浆细胞。

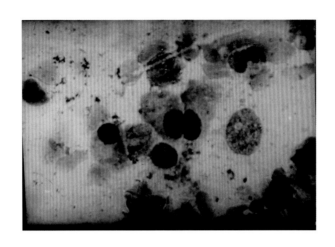

胸腺肿瘤总结

1990 年 4 月日本冈山亚太内分泌科会议我报告 124 例胸腺切除经验。

89/124 例胸腺瘤分析　64 例——良性，64/89—70%

25 例——恶性，　25/89—30%

89 例中有 32 例——伴 M.G. 32/89—36%

67/124 例重症肌无力（MG）分析

48%（32 例）——有瘤　　39%——良性瘤

9%——恶性瘤

52%（35 例）——无瘤　　27%——正常胸腺组织

21%——增生胸腺组织

4%——退化胸腺组织

良性胸腺瘤恶性变的可能性——1/6（1.6%）

恶性胸腺瘤的切除可能性——12/25（48%）

四、肺癌分型

4-1 肺乳头状鳞癌

患者 王×，男，因右上叶肺不张住院，诊断为肺癌。经手术切除右上叶肺，病理诊断：乳头状鳞癌，位于支气管开口处。（病理号：S-3230××）

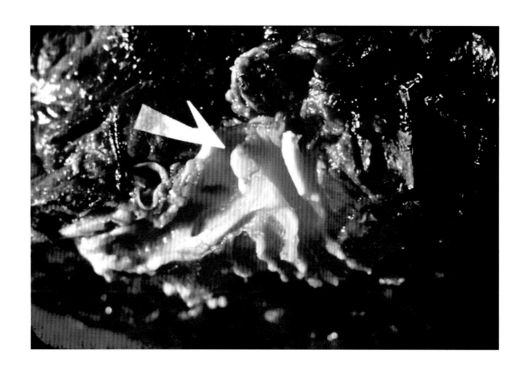

4-2 肺腺癌

患者　张耀×，男。

病案号：C1769××。因左上叶肺内阴影手术切除右上叶肺，病理诊断：肺腺癌，S-3605××。

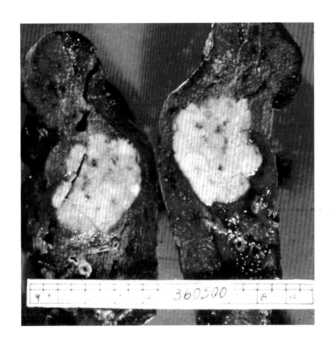

4-3 小细胞肺癌

患者　李世×，男，41岁。

病案号：C-1613××

临床诊断肺未分化癌，手术切除左下叶。

病理诊断：小细胞肺癌（S-3559××）。

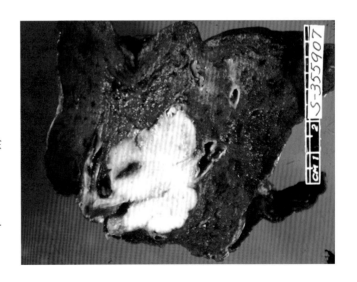

4-4　肺鳞癌

患者　陈有×，男，46 岁。

病案号：C-753××

临床诊断肺癌，行左下叶切除，病理诊断：肺鳞癌，有坏死空洞。（S-328××）

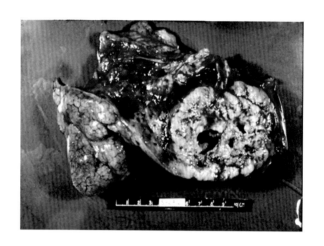

4-5　肺未分化细胞癌

患者　柳武×，男，39 岁。

病案号：A-88××

临床诊断左肺癌，手术切除左全肺。

病理诊断：未分化细胞癌。（S-3157××）

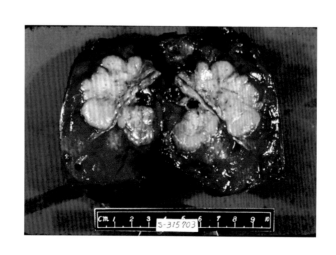

4-6　肺黏液上皮样癌

患者　邱淑 × ，女。

病案号：C-2885× ×

临床诊断：左下叶肺癌，手术切除左肺下叶。

病理诊断：左下叶肺黏液上皮样癌，（S-4101× × ）如下图所示。

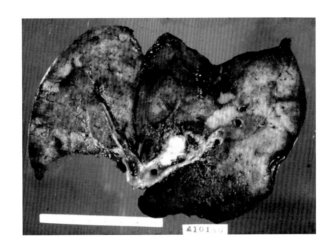

五、间皮组织肿瘤

1-1

患者　焦桂×，女，38岁。

病案号：1682××

病情简介：查体X线胸相发现，左心隔角处圆形阴影，可能与心包有关（见右图）。

手术切除，病理诊断：左前下纵隔良性纤维性间皮瘤。（S-3554××）（见下图）。

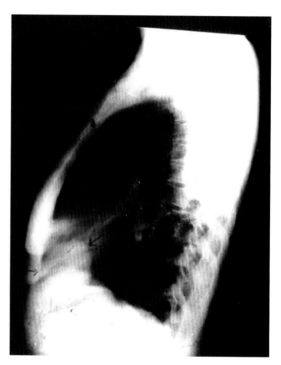

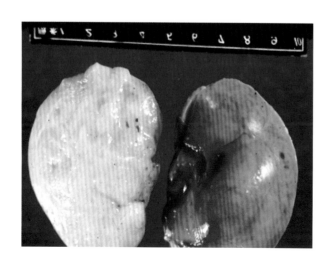

2-1

患者鲍素 × ，女，47 岁。病案号 C-2164××。查体 X 线胸相发现，右心隔角处有阴影，自觉无何不适，临床检查均在正常范围。诊断：心隔角处阴影可能与心包有关（见下两图片）。

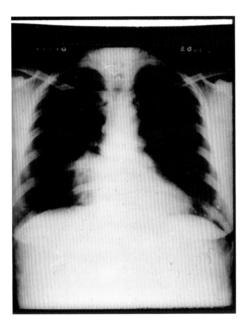
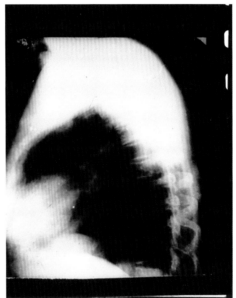

2-2

患者手术切除标本，病理诊断：良性纤维性间皮瘤。

S-38045××，见下图片。

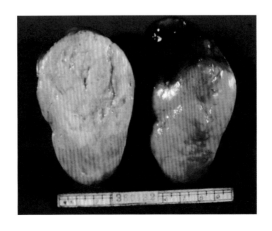

3-1

患者　王雪×，男，34岁。气短乏力，1981年11月X线胸相发现左胸有不规则阴影（下左图），性质待定。1982年1月胸相（下右图）阴影累及左全胸，左胸腔变小。

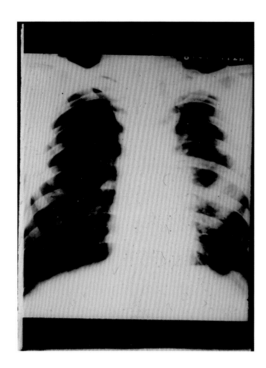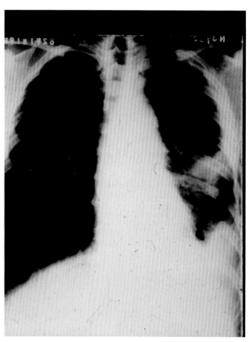

3-2

患者侧位胸相（见右图片）显示阴影累及大部分左胸，并有大块阴影从后胸壁伸向胸内。会诊考虑是恶性间皮瘤，1982年手术发现纤维片样组织贴满胸腔，尤其是后胸壁部分。只能剥除叶间，横隔部分，和贴紧后胸壁的一处肿块。术后恢复，患者有轻松感觉。一年后复发。

这是我们见到的唯一一例弥漫性恶性胸膜间皮瘤。

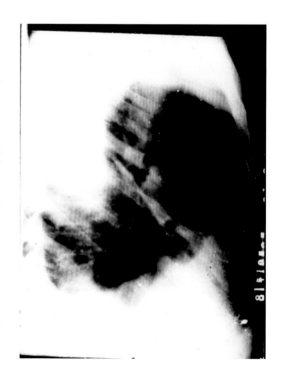

六、异位甲状腺癌

1-1

患者某某，女。因来自甲状腺的肉瘤，生长在胸骨柄前，从东北来院急诊求救。下两图示手术前的两张相片。

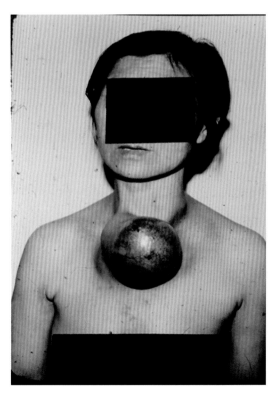
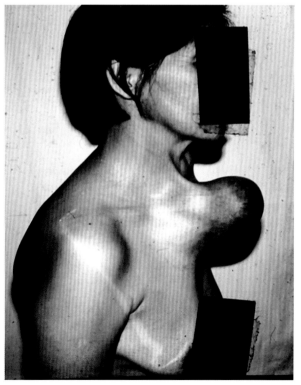

1-2

下图是手术后的相片，患者术后恢复满意，回乡后 3 个月肿瘤复发，详情不明。

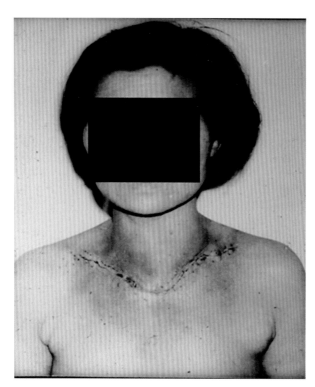 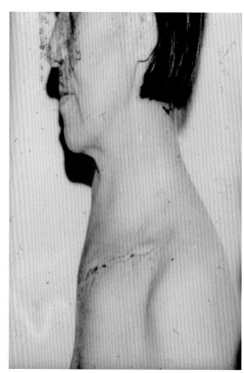

七、气管及支气管腔内肿瘤

1980 年以来我们在中华外科杂志（18：423-426，1980) 及美国 Ann Thorac Surg

（43:278-278,Mar 1987）发表 50 例气管及支气管肿瘤的病历分析。现择要如下：

气管及支气管腔内肿瘤 50 例病理

气管肿瘤 24 例——恶性 18 例（鳞癌、腺样囊性癌（圆柱瘤）和黏液类上皮癌）

良性 6 例（错构瘤、平滑肌瘤、神经纤维瘤、乳头状瘤、腮腺混合瘤和血管瘤）。

支气管肿瘤 26 例——恶性 13 例（类癌、腺样囊性癌（圆柱瘤）和黏液类上皮癌）

良性 13 例（平滑肌瘤、错构瘤、神经纤维瘤、软骨瘤、乳头状瘤、畸胎瘤、和息肉）。

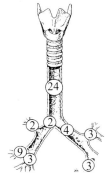

我院报告 50 例肿瘤分布部位及数目

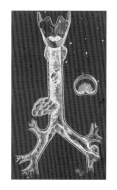

各种肿瘤生长方式

1-1

患者　金×，女，左主支气管内圆柱瘤导致左肺化脓性感染。

胸相显示左肺支气管扩张，切除的左肺显示支扩和化脓性感染。

病案号：C-1301××

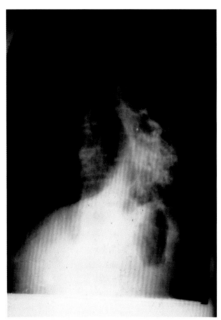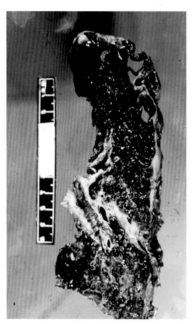

2-1

患者　张绍×，女。

病案号：C-521××

1970 年 12 月 X 线碘油支气管造影显示右主支气管下壁有充盈缺损，占位性病变。同年切除右侧肺，病理诊断为圆柱瘤（腺样囊性癌）。

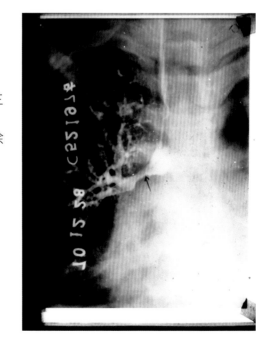

八、食管癌及贲门癌

1983 年以来我们这组人曾在中华外科杂志 23：416–418，1985，及美国 Ann Thorac Surg 35：542–547，May 1983 发表过 850 例 食管及贲门癌外科治疗病例报告。1985 年 5 月 27 日我给美国 Vanderbilt 大学医学院医院医师和医学生也报告过同一材料。

切除率——78%（664/850）

30 天死亡率——10%（67/850）

并发症发生率——9%（61/850，不包括死亡病例）

吻合口瘘发生率——8%（52，其中死亡病例 28/52，54%）

5 年生存率——22%（108/404）

10 年生存率——9%（34/368）

15 年生存率——7%（15/205）

20 年生存率——7%（4/61）下面请见这 4 个病例的钡餐相。

1. 食管癌切除后患者生存 20 年以上的 4 个病例之一

患者　嘎文 × ，男。

病案号：10521× ×

术前钡餐相日期：1961 年 3 月。

术前诊断：中段食管癌

手术时间：1961 年

随诊时间：1983 年，有回信，生存良好。无钡餐相。

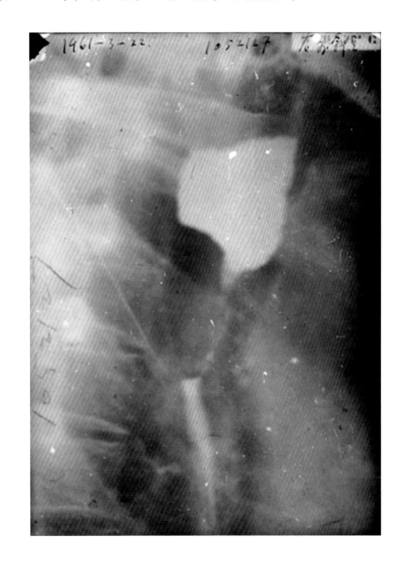

2. 食管癌手术切除后生存 20 年以上的四个病例之二

患者　李永×，男。

病案号：10641××

术前钡餐时间：1961 年 5 月。

术前诊断：食管中下段癌

手术时间：1961 年

随诊时间：1983 年有回信，生存良好，未做钡餐相。

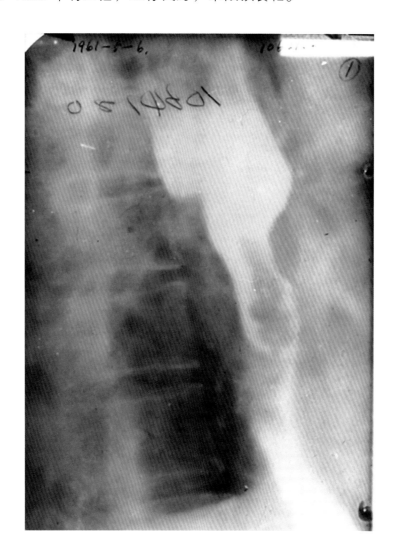

3. 食管癌手术切除后生存 20 年以上的四个病例之三

患者　马凤 × ，女。

病案号：11034× ×

术前钡餐时间：1961 年 10 月。

术前诊断：食管中下段癌

手术时间：1961

随诊时间：1983 年，有回信，生存良好，未作钡餐相。

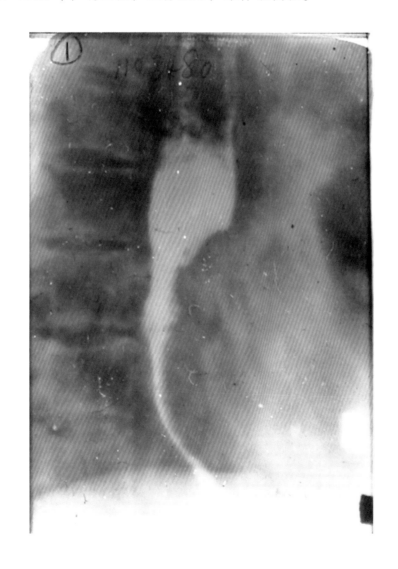

4. 食管癌手术切除后生存 20 年以上的四个病例之四

患者　孔筱 ×，女。

病案号：12438× ×

术前钡餐时间：1964 年 2 月。

术前诊断：食管中下段癌

手术时间：1961 年

随诊时间：1983 年，有回信，生存良好，未做钡餐相。

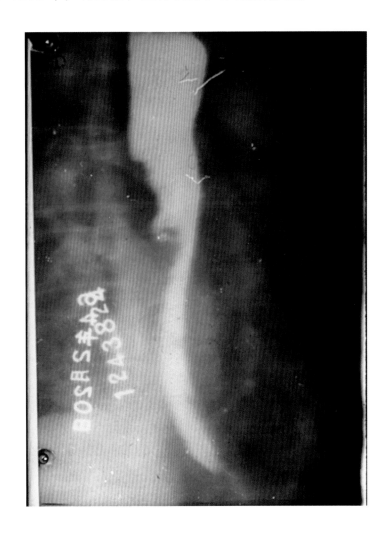

5. 食管癌临床病理分型

5-1 缩窄型：临床吞咽困难症状多。

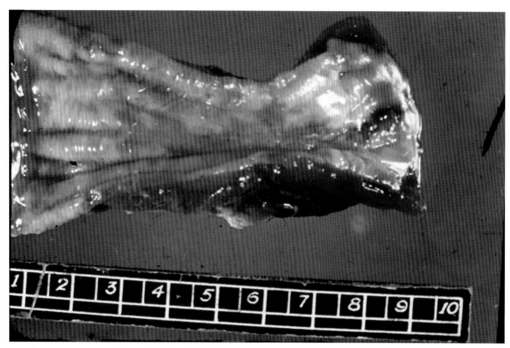

5-2 息肉型：腔内生长，恶性程度较低。

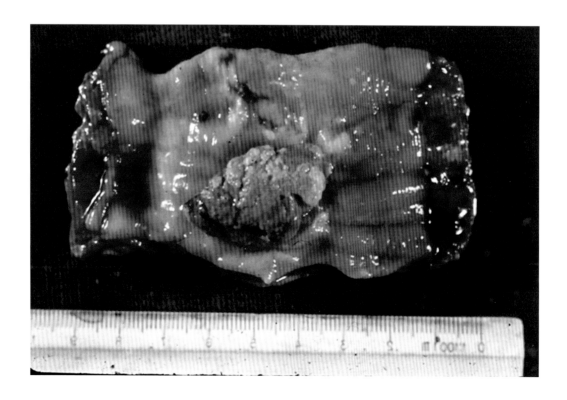

5-3　髓质型：多见类型，恶性程度高。

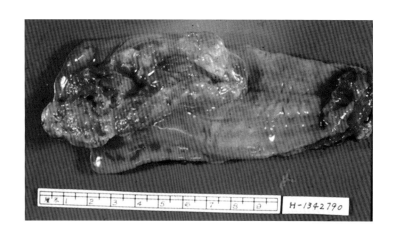

5-4　溃疡型：易侵透食管外膜导致穿孔，临床吞咽困难症状少。

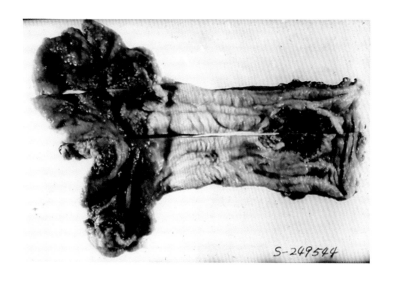

九、食管癌肉瘤

1-1

患者男，58 岁。

手术切除时间：1965

随诊时间：1984，生存良好。

病理诊断：癌肉瘤，S-2098××

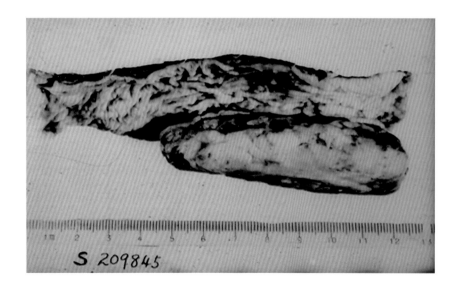

2-2

患者，男，57岁。

手术切除时间：1980

随诊时间：1984，生存良好。

病理诊断：癌肉瘤，S-2245××

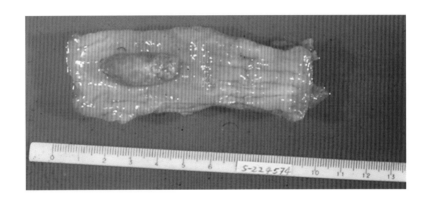

3-3

患者，男，50岁。

手术切除时间：1980

随诊时间：1984，生存良好。

病理诊断：癌肉瘤，S-3464××

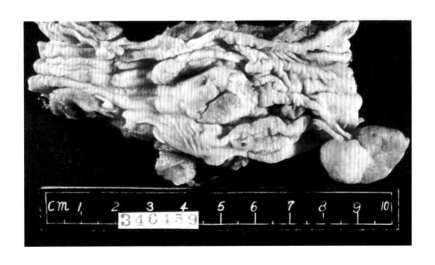

3-4

患者，男，52 岁。

手术切除时间：1981

随诊时间：1984，生存良好。

病理诊断：癌肉瘤，S-3574××

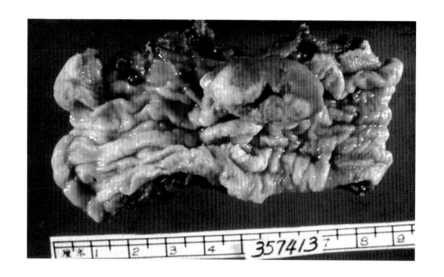

十、食管支气管瘘

1-1

患者　李凤×，女。1967 年 2 月因右肺上叶支气管扩张行右肺上叶切除术。术后进食发现有食管瘘，乃进行禁食、空场造瘘、引流脓腔等措施。继而做二次手术：修补瘘口、填补脓腔。患者方得恢复。

此时方知患者很可能是成人非特异性食管支气管瘘引致局限的右上叶支气管扩张。可惜手术未发现瘘管，导致严重并发症，给患者巨大伤害。

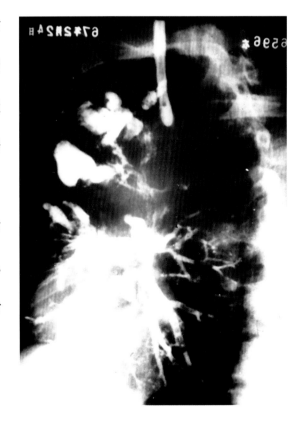

2-1

患者　靳桂×，女。

病案号：11863××

病情简介：1963 年 3 月因右肺脓肿住院，X 线碘油造影发现食管有两条瘘管（箭头所示）与右肺上叶相通。诊断为食管支气管瘘（先天性？）

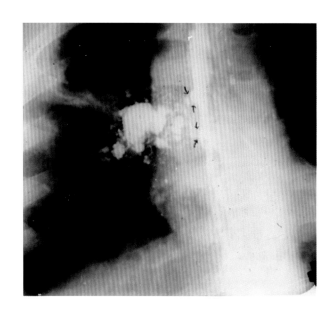

2-2

患者手术时拍摄的相片，用线牵拉的是食管与肺相连的两条瘘管。

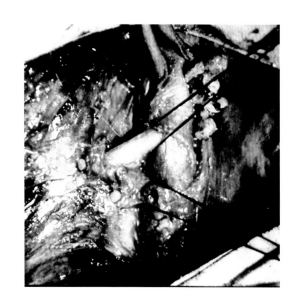

2-3

经手术切除的右肺上叶标本，并显示瘘管。

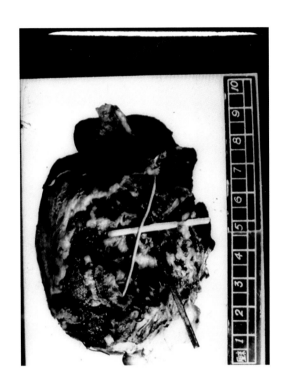

3-1

患者　贾宗×，男。

病案号：C-1675××

病情简介：患者因有时进食时呛咳来检查，在 X 线检视下吞食碘油，含着勿咽下，当患者咽下并用力憋气时，拍片，如左图示：碘油从食管中下段处进入右肺下叶支气管内。

诊断：食管与右肺下叶支气管瘘。

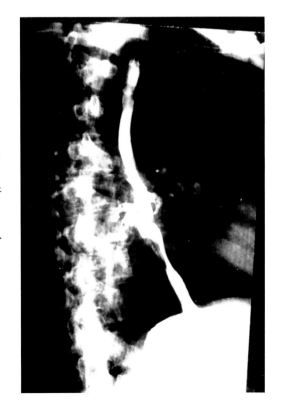

3–2

图示手术切除的右下叶肺标本，血管钳显示瘘管与下叶支气管相连处。S–3562××

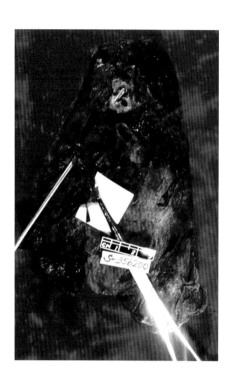

4–1

患者　李万×，男。

病案号：1638××

病情简介：患者因有时进食时呛咳来院，经X线碘油食管造影，发现食管在中下段处有与右下叶支气管相通的瘘。

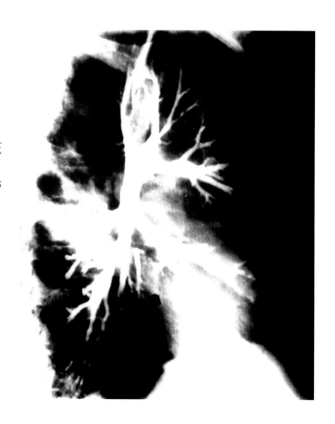

4-2

手术切除右下叶肺并修补食管瘘口，下图示切除的右下肺叶。(S-3538××)

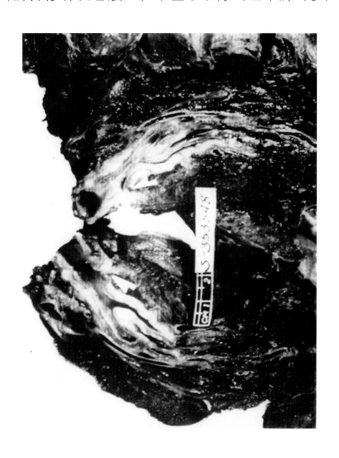

十一、反流性食管炎

1-1

患者某某，女，47岁。

病情简介：1948年因贲门痉挛严重进食困难，接受食管与胃吻合术。继而发生反流性食管炎，直至来诊。诉严重反酸、气嗝、呕吐等。有贫血。

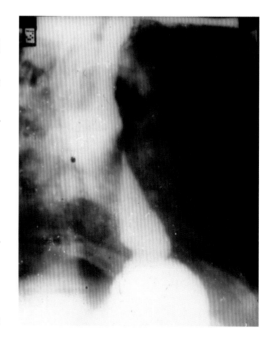

胃镜活检有恶变细胞。1979年来院手术。

术前诊断：反流性食管炎引发恶行变（见右图）。

手术经胸切除食管下端和贲门部，食管与胃吻合术，手术后顺利恢复，贫血改善。

2-1

患者　白雨×，男，58岁，本院职工。

病案号：1149××

病情简介：患者多年还有吞咽困难问题，1973年4月钡餐检查诊断有短食管（下左图），可能是先天性。1973年5月开胸手术证实，食管狭乍距横隔较远，短食管表现，结合病史可以诊断为先天性。下右图显示食管与胃交接处呈糜烂和狭窄样。（S-1149××）

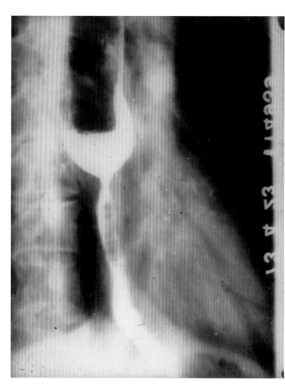
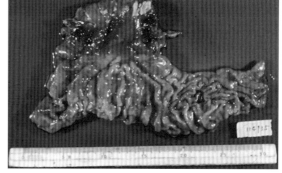

3-1

患者某某，女，54岁。

病案号：8183××

病情简介：患者因呕血、贫血和食管裂孔疝来诊。患者身长145cm，脊柱严重侧弯。检查发现裂孔疝与脊柱侧弯和横隔移位有关系。

1964年3月X线钡餐检查如下图示，膈食管环明显上升（箭头指示出），部分胃疝入胸腔内。

手术经腹部切口，将疝入胸内的胃拉回腹腔，做大部胃切除，修补缝紧膈裂孔，固定膈下胃部分，加深食管胃切迹的角度等。术后恢复，贫血好转，进食正常。

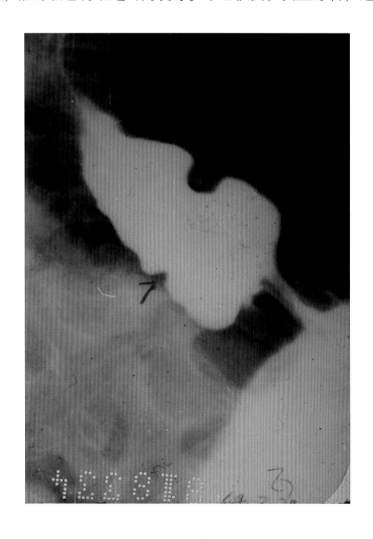

4-1

患者某某，男，58 岁。

病情简介：患者来自河南，食管癌发病率较高地区。诉吞咽困难，自己怀疑得了食管癌，求治。1972 年本院 X 线钡餐造影，如下图示，疑为良性狭窄。同年手术证实患者可能是因反流性食管炎引起的食管狭窄，做了病变部分食管和贲门部切除，食管胃吻合术。术后恢复顺利出院。

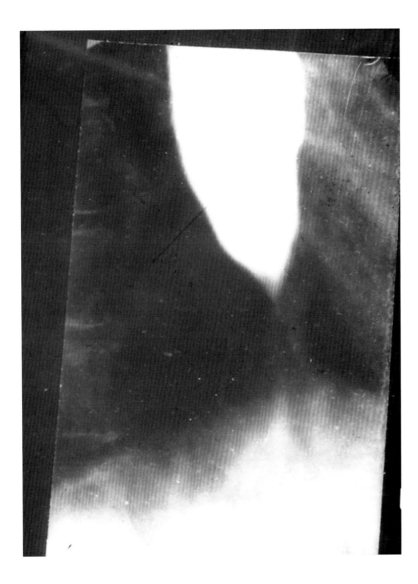

5-1

患者　高林×，男，25岁。

患者因反流性食管炎，短食管1982年来院求治。患者因了解切除食管行食管胃吻合后有些症状的苦恼，要求改进方法。於是有了患者同意我们建议的空肠间置的方案。

食管狭窄部分切除后，用带系膜蒂的一段空肠间置吻合。这样可以避免胃酸直接反向食管，胃位于膈下腹腔。而空肠对于胃酸的耐受程度比食管要好些。

下图是患者手术后钡餐相，显示间置空肠的位置（本例是当时我们做的唯一一例空肠间置手术）。

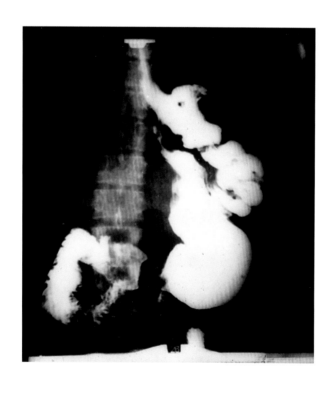

十二、肺子宫内膜间质异位症

1–1

患者赵淑 ×，女。胸相正侧位（1–1 图及下页 1–2 图）显示右下前肺内阴影，性质待定。

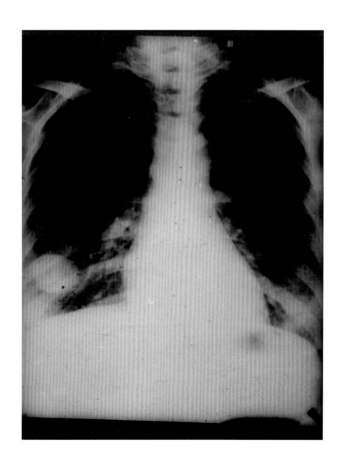

1-2

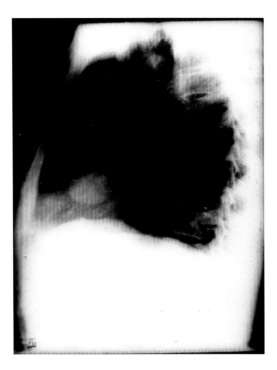

1-3

经手术切除右下叶肺，见下图病理诊断为子宫内膜间质异位症。（S-3449××）

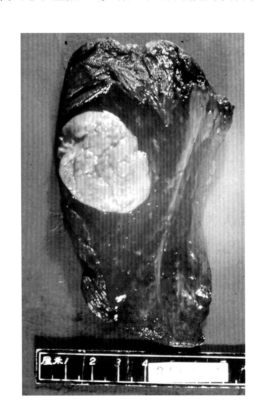

十三、肺曲霉菌球病

1—1

　　患者庞世×，女，右肺支气管碘油造影，显示空洞内球状物，（见下图）手术切除

右肺上叶，病理证实为曲霉菌病 (S–4107××) （见下页 1–2 图 ）。

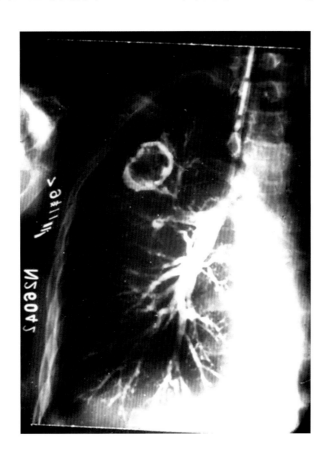

1-2

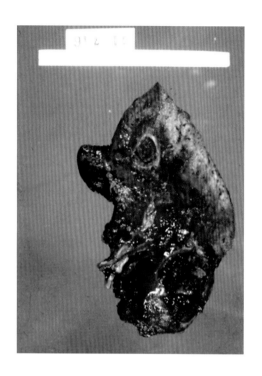

1-3

患者，从空洞内球状物取样的镜下所见，下图的右下角框内为菌丝形状。

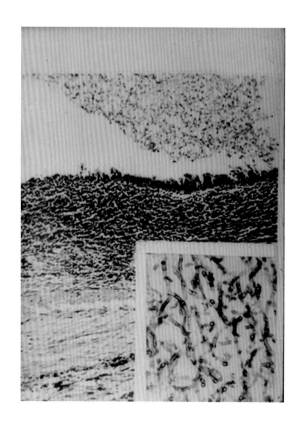

1-4

下图是霉菌的菌丝分型模式图。

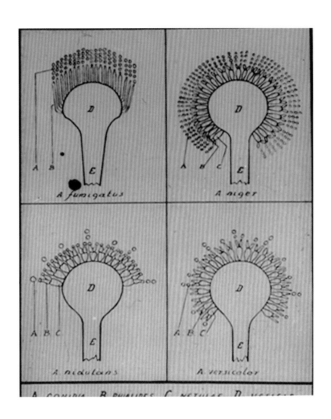

十四、肺内动静脉瘘

1–1

患者孙恒×，男，胸相显示右下胸前处阴影，（见下图及下页 1–2 图）临床诊断为肺内动静脉瘘。

病案号：C–1343××

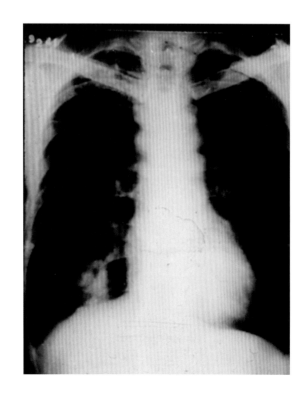

1-2

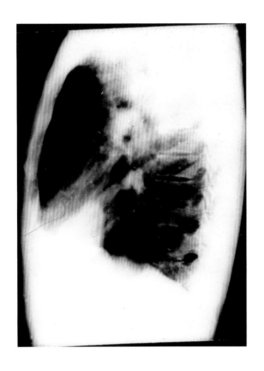

1-3，1-4

1-3 为用心导管经上臂静脉 – 上腔静脉 – 右心房 – 右心室行右肺动脉造影。清楚

显示肺动静买瘘。1-4 是手术切除右下叶肺后，对动静脉瘘做的标本灌注造影。

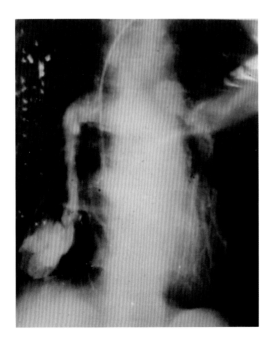 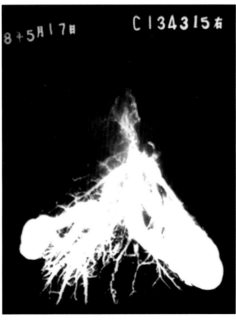

十五、肺脓肿－巨大脓腔

1-1，1-2

患者　王自×，男，夫妇俩均是赤脚医生。

病案号：12547××

1964 年 4 月急诊来院，X 线胸相如下图所示，肺内巨大脓腔占据右上胸腔，经从背部多次穿刺引流、注药，大为好转，带引流管出院随诊。

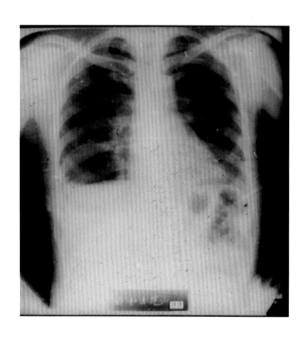
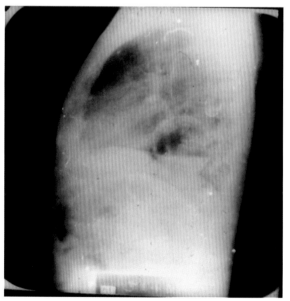

十六、肺囊肿

1-1

患者　王茂×，X线胸相正位（见下图）及侧位（见下页 1-2 图）。

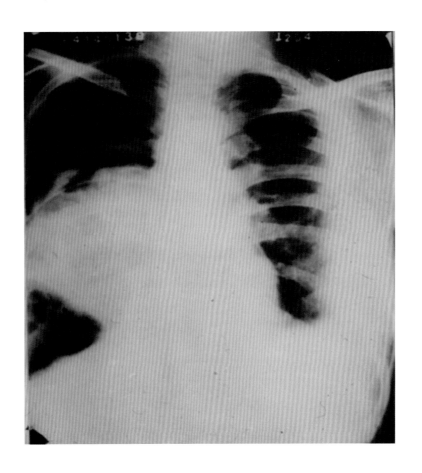

1-2

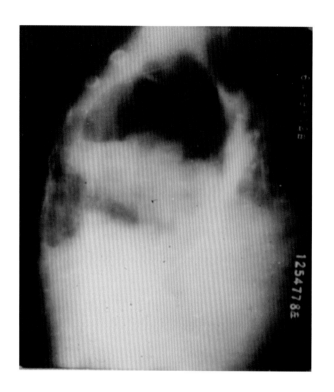

1-3

患者，王茂×，女，50岁。

病情简介：患者平素健康，近日因发热咳痰来诊。查体X线胸相（见1-1图，1-2图）发现右胸后部有一圆形阴影，内有液面。诊断为良性肺囊肿。

手切除右肺下叶，病理证实为轻度感染的肺囊肿，（S-3228××）见右图。

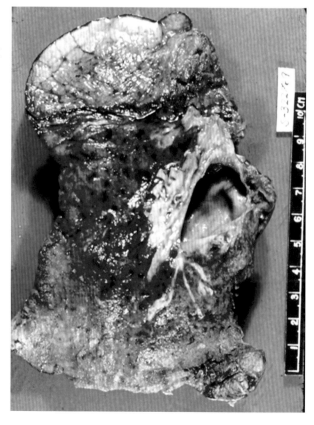

十七、肺钙化阴影

1-1

患者　巨桂×，女，41岁。

病案号：C-1616××

病情简介：查体X线胸相（见下图正及侧位1-2图）发现左肺后部钙化圆形影。

患者平素健康，无结核史。手术前诊断为结核瘤钙化。

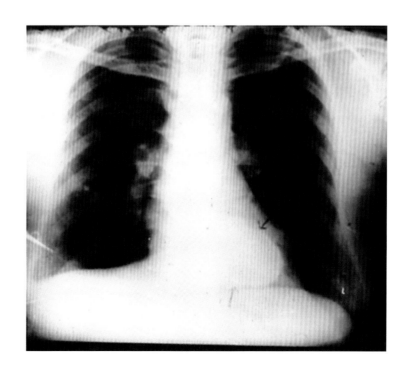

1-2

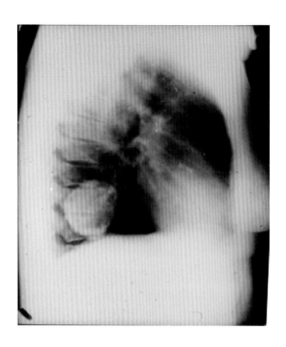

1-3

同上患者，下图为 X 线断层侧位胸相，清楚显示钙化影的轮廓和致密度。右图为手术切除的左肺下叶病理标本。

病理诊断：肺隔离症伴有结核性空洞（S-3570××）。

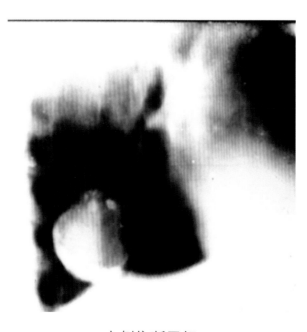

左侧位断层相

1-4

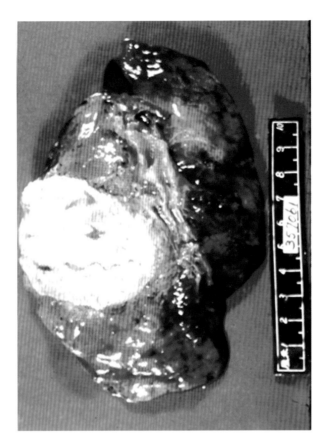

左肺下叶切除标本相

十八、支气管结石

1-1

患者某某，女，32 岁。

病案号：12399××

病情简介：患者因左肺感染，反复发作长期治疗，未能根治。X 线胸相发现左肺门处钙化影。经支气管镜见到结石状物但未能取出。1964 年 2 月手术，经左胸切开左下叶支气管，取出卡在支气管内的结石，长 1.5 cm 宽 1.2 cm 大小（1-2 图示）。修复支气管切口，恢复顺利，未再有肺的感染。

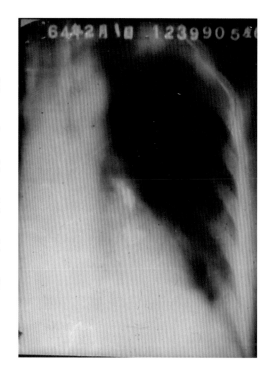

注：可能是钙化淋巴结嵌入支气管内形成的结石。

1-2

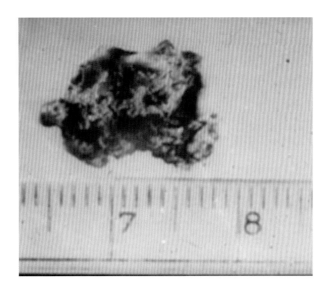

支气管内结石标本相（1.5×1.2cm）

十九、食管的纤维性血管息肉

1-1, 1-2

患者　唐云×，男，35岁。

病情简介：1977年5月来诊，诉说有时吐出息肉状物，能又咽回。经钡餐检查，

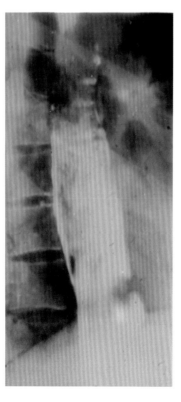
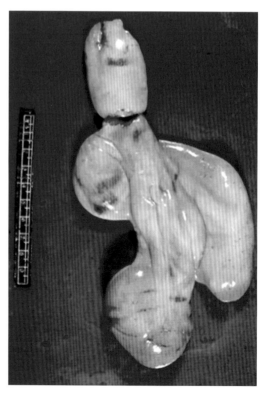

食管上段确有占位性物体，见下左图。手术经左胸切除大部分息肉（如上右图有切痕处以下部分），二次又经颈部切口，手术取出连根的残余息肉（如上右图有切痕处以上部分）。病理诊断：纤维性血管息肉。术后三年局部复发，恶变，患者不肯再行手术治疗，详情不明。

二十、颈部食管憩室

患者某某，男。

因吞咽梗阻感及颈部不适感来诊，经 X 线钡餐造影如下图示在锁骨水平有一憩室向患者左侧突出。诊断为颈部食管憩室，在局部麻醉下经颈部切口行憩室切除，食管修补手术。

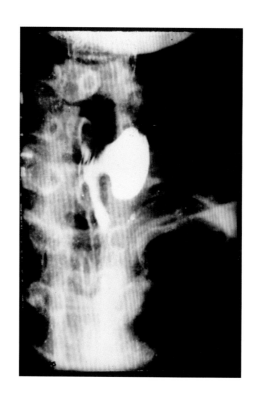

二十一、食管中段憩室内的癌

1–1

患者某某，男。

病案号：C–837××

病情简介：1973 年 8 月因食管憩室（见右图）来诊，经食管镜检查憩室内有癌组织，做食管部分切除，食管胃主动脉弓上吻合术。

见下页 1–2 图，图内左下角的小块组织是从憩室内切出的癌组织。

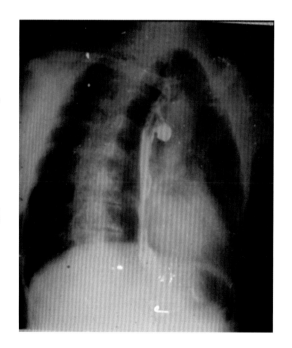

1-2

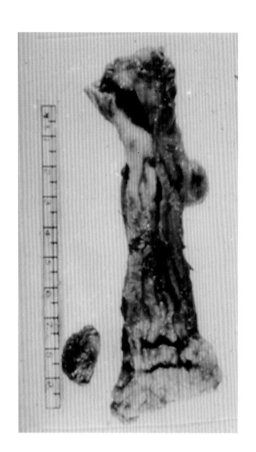

二十二、创伤性窒息

1-1

患者某某，男，工人。

病情简介：1964 年北京某工地送来土方压伤工人。急诊检查，伤者神志不清，面颈部、上胸部皮下水肿及密集的出血点（1-1 图），生命体征在正常范围，也无重要器官损伤。给予吸氧、输液等对症处理，住院观察。一周后恢复正常出院。

出院诊断：创伤性窒息。

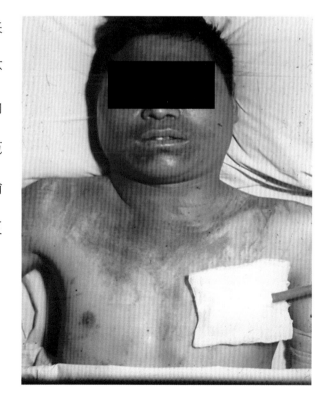

1-2

患者，住院对症处理、观察后一周神志清楚，恢复健康（见下图）。

注解：创伤性窒息（Traumatic Asphxia）当人的上胸部猛然受压时，无静脉瓣的上腔静脉内血流瞬间反向冲击远端末稍循环，导致面部、颈部、上胸部皮下水肿和出血点。临床表现有特点，如无重要器官损伤，一般可以很快恢复。

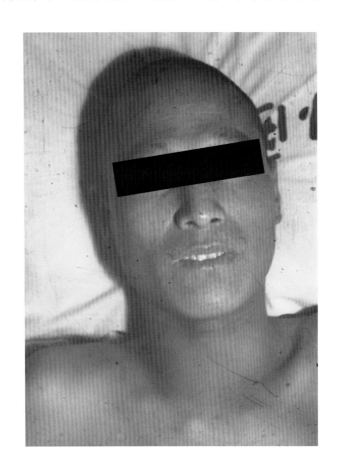